AF299009

ESSAI

SUR

LA CIRCULATION

DES PARTIES SUPÉRIEURES

DU FŒTUS

ET SUR

LES CONSÉQUENCES DE SES ANOMALIES

PAR

Le Dr Émile LE ROY (d'Amiens)

AVEC DEUX PLANCHES AUTOGRAPHIÉES

PARIS

ADRIEN DELAHAYE, LIBRAIRE-ÉDITEUR

PLACE DE L'ÉCOLE-DE-MÉDECINE

1873

A M. LE PROFESSEUR J. BÉCLARD,

Membre de l'Académie de médecine.

AVANT-PROPOS.

Une des particularités les plus surprenantes de la circulation fœtale, c'est assurément le mélange du sang du canal artériel avec celui de l'aorte dans des conditions telles, que les régions supérieures reçoivent un sang différent de celui qui se répand dans les autres régions de l'organisme. Cette disposition remarquable doit, selon toute vraisemblance, jouer dans l'économie du fœtus un rôle important, et les désordres qui porteraient sur elle entraîneraient sans doute des modifications plus ou moins profondes dans le développement intra-utérin.

Malgré l'intérêt de ce point de physiologie, il ne semble pas avoir attiré d'une manière spéciale l'attention des savants qui se sont consacrés à l'étude des phénomènes de la vie, et les ouvrages les plus modernes ne donnent sur cette question, il faut le reconnaître, que des notions vagues ou tout au moins très-incomplètes.

Dans l'état normal, la situation de l'embouchure du canal artériel dans l'aorte, au-dessous de l'origine des artères de la tête et des membres supérieurs, a été jusqu'ici considérée comme une raison suffisante pour conclure absolument que la totalité du sang qu'amène ce conduit est constamment portée dans l'aorte descendante ; tandis que la crosse de l'aorte et les vaisseaux qui en dérivent seraient alimentés par le sang du ventricule gauche, sans aucun mélange de celui du ventricule droit. Cette déduction nous a semblé trop absolue et trop rapide.

Il nous suffira, pensons-nous, de faire quelques rapprochements entre les points les mieux établis du mécanisme de la circulation, pour démontrer que, rigoureusement, cette seule disposition n'assure pas un pareil résultat et qu'il exige le concours de beaucoup d'autres circonstances ; de telle sorte que, l'une d'entre elles venant à faire défaut, le cours du sang dans cette partie du système circulatoire se trouverait nécessairement modifié, et porterait dans la partie de l'aorte située au-dessus de l'embouchure du canal artériel une proportion plus ou moins considérable du sang que [charrie ce vaisseau.

Ce mouvement de reflux peut s'étendre à une distance plus ou moins grande : s'il se propageait jusqu'à l'orifice de quelqu'une des artères qui naissent de la crosse de l'aorte, une certaine quantité de sang provenant du canal artériel serait ainsi introduite dans la circulation de la tête ou des membres supérieurs. Parmi ces vaisseaux, les plus exposés à cet accident sont évidemment les plus rapprochés de l'embouchure du canal artériel, c'est-à-dire la sous-clavière gauche, puis la carotide du même côté.

L'une des conditions individuelles qui favorisent le plus visiblement ce désordre, c'est la brièveté de la portion d'aorte qui sépare l'origine de chacune de ces artères, de l'embouchure du canal artériel.

Après avoir établi que, dans certains cas, le sang du

canal artériel remonte dans l'aorte, au-dessus du point
par lequel il y pénètre, il nous a donc paru intéressant
de fixer, par une série d'observations précises, les
chiffres normaux de ces dimensions et les limites dans
lesquelles elles varient.

Nous nous sommes livré à cet effet à des dissections
répétées ; les résultats exacts que nous avons obtenus
nous permettront de mieux apprécier les conditions capables de déterminer le passage du sang du canal artériel dans la région supérieure de la circulation. Ils nous
fourniront aussi une base indispensable pour distinguer
les cas où se présenteraient de notables irrégularités
dans les proportions des divers canaux qui nous occupent.

Les conséquences physiologiques du trouble circulatoire qui fait l'objet principal de cette étude n'ont pas
été suffisamment déterminées, et l'action propre à chacune des deux espèces de sang du fœtus demandait à
être précisée. Nous avons cherché à éclairer cette double
question par l'observation attentive du développement
normal du fœtus. Certaines anomalies, qui amènent nécessairement le passage du sang du ventricule droit
dans les branches de la crosse de l'aorte, nous ont paru
propres à donner à nos conclusions une plus grande
certitude, et c'est dans ce but que nous avons interrogé
un certain nombre de vices de conformation, dont les
auteurs nous ont fourni la description, ou que nous
avons rencontrés dans nos dissections personnelles.

Ces quelques mots suffisent pour faire comprendre le
point de vue spécial auquel nousnous sommes placé, et
le plan général que nous avons suivi. Les recherches
que nous avons effectuées jusqu'ici sont loin assurément
d'être complètes, et nous n'avons pu faire, à vrai dire,

que les premiers pas dans la voie que nous nous étion tracée.

Nous serions heureux si ce modeste travail pouvait faire partager à quelques-uns l'intérêt que nous inspire ce sujet, et attirer sur l'étude de ces phénomènes l'attention des chercheurs.

ESSAI SUR LA CIRCULATION

DES

PARTIES SUPÉRIEURES DU FŒTUS

ET SUR LES

CONSEQUENCES DE SES ANOMALIES.

PREMIÈRE PARTIE

DE L'INTRODUCTION DU SANG DU CANAL ARTÉRIEL DANS LA CIRCULATION DE LA PARTIE SUPÉRIEURE DU FOETUS.

CHAPITRE PREMIER.

CONSIDÉRATIONS PRÉLIMINAIRES.

Chez le fœtus, le sang du ventricule droit vient en très-grande partie se réunir à celui du ventricule gauche, dans l'aorte, par le canal artériel. Les deux circulations de l'adulte sont ainsi remplacées par un système unique, dans lequel les deux ventricules agissent concurremment. L'étude de ce phénomène complexe n'est autre que celle de la circulation dans la portion des artères la plus voisine du cœur, c'est-à-dire dans l'artère pulmonaire, dans le canal artériel et dans la partie de l'aorte qui s'étend du cœur jusqu'à l'embouchure de ce conduit. Mais, pour apprécier justement l'ensemble de ce mécanisme, il importe d'envisager les fonctions de ces divers organes au point de vue de leur corrélation et de l'harmonie qui doit exister entre elles.

Dans ces parties très-voisines du centre circulatoire, le mouvement du sang n'est pas exactement semblable à ce qu'il devient dans les ramifications de l'arbre artériel. Chassé du cœur par le mouvement intermittent des ventricules, ce liquide prend, dans son trajet, un mouvement de plus en plus uniforme, et finit, dans le réseau capillaire, par marcher avec une vitesse continue et régulière. Les artères en général, et en particulier les gros troncs artériels, sont les agents de cette transformation de mouvement.

L'impulsion donnée à la colonne sanguine par la systole ventriculaire ne se transmet pas tout entière jusqu'aux extrémités des vaisseaux, comme cela aurait lieu dans un tube unique et inextensible.

Les parois des artères se laissent distendre et permettent à une certaine quantité de sang de s'accumuler dans leur cavité.

Une autre portion du liquide pénètre dans les branches collatérales, et la vitesse du courant sanguin *au moment de la systole ventriculaire* se trouve, par cette double cause, de plus en plus affaiblie, à mesure qu'on se rapproche davantage des extrémités.

Après la systole ventriculaire, le sang n'est plus poussé par la force du cœur ; mais les artères, qui ont été dilatées, reviennent sur elles-mêmes, en vertu de leur élasticité. Elles chassent ainsi une partie du liquide qu'elles contiennent, et entretiennent la continuité du courant artériel dans l'intervalle des contractions ventriculaires. Elles agissent en cette circonstance comme la chambre à air d'une pompe à incendie, ainsi que l'a judicieusement remarqué M.-C.-H. Weber.

Toutefois, dans les parties les plus rapprochées du cœur, le sang qui sort des ventricules est animé d'un mouvement véritablement *intermittent*. A l'instant qui suit immédiatement la systole, et tout à fait à l'origine de l'aorte et de l'artère pulmonaire, la colonne liquide rétrograde même un peu ; et c'est précisément ce mouvement de reflux du sang vers le cœur qui produit l'occlusion des valvules sigmoïdes.

A une certaine distance, qu'il n'est guère possible de fixer exactement et qui dépend de plusieurs conditions, ce mouvement rétrograde se trouvant contrebalancé par le mouvement en sens inverse que produit le retrait des parois vasculaires, la marche du sang est véritablement intermittente. A partir de ce point, elle est continue, avec des différences périodiques de vitesse qui s'atténuent d'autant plus que le point que l'on considère est plus éloigné du cœur (1).

Dans la partie de l'appareil circulatoire qui nous occupe spécialement, les inégalités de vitesse du sang sont donc plus accusées que dans tous les autres vaisseaux.

C'est avec ce mouvement saccadé, ou, si l'on veut, avec cette pression périodiquement variée, que le sang qui sort du ventricule gauche, par l'aorte, et celui qui arrive du ventricule droit, par le canal artériel, viennent se réunir au point où ces deux vaisseaux s'anastomosent pour alimenter l'aorte descendante. On conçoit qu'une disproportion entre les vitesses des deux colon-

(1) Voir Cl. Bernard, neuvième leçon sur les liquides de l'organisme.

nes liquides, qui se rencontrent ainsi, pourrait obliger l'une d'elles à rétrograder ; que le sang du canal artériel, par exemple, s'il jouissait d'une impulsion exagérée, pourrait s'opposer au mouvement du courant *aortique*, et pénétrer lui-même dans la partie de l'aorte située au-dessus de son embouchure.

Toutefois, pour qu'un pareil effet se produise, il ne suffit pas que la résistance du sang contenu dans la crosse de l'aorte soit *inférieure à la pression de celui qu'amène le canal artériel*. Il faut de plus qu'elle *ne surpasse pas celle du liquide qui remplit l'aorte descendante*, au-dessous du canal artériel. Il y a, en définitive, au point où le canal artériel s'abouche avec l'aorte, trois colonnes liquides communiquant entre elles (canal artériel, aorte au-dessus, aorte au-dessous) ; le mouvement se fera nécessairement vers celle qui aura la moindre pression.

Cherchons donc théoriquement quelles sont les circonstances qui peuvent, *à un moment donné*, augmenter ou diminuer l'intensité de chacune des trois forces qui déterminent le sens du courant, et, par suite de ces modifications, faire passer une partie du sang du ventricule droit dans la partie de l'aorte située au-dessus de l'embouchure du canal artériel.

CHAPITRE II.

DES CAUSES QUI PEUVENT FAIRE REFLUER, VERS LA CROSSE DE L'AORTE, LE SANG DU CANAL ARTÉRIEL.

Nous avons vu, dans le chapitre précédent, que le mouvement de reflux du sang du canal artériel, vers la crosse aortique, ne peut être déterminé que par l'infériorité de la pression du sang dans cette partie de l'appareil circulatoire, par rapport à la pression du liquide dans le canal artériel et dans l'aorte descendante. Toutes les circonstances qui diminuent la première de ces trois forces, ou qui augmentent les deux autres, tendent par conséquent à produire ce phénomène anormal.

Voyons donc quelles sont les circonstances qui peuvent amener, à un moment donné, une *augmentation* dans la pression du contenu de l'aorte thoracique ou dans celle du sang du canal artériel; ou bien une *diminution* dans la force de propulsion du sang renfermé dans la crosse de l'aorte.

Ces vaisseaux, comme toutes les artères, sont soumis à des alternatives de dilatation (diastole artérielle) et de diminution de calibre (systole artérielle). Les forces dont nous allons étudier les variations accidentelles résultent, comme nous l'avons vu, de causes tout à fait différentes dans chacun de ces deux temps du mouvement circulatoire.

Pour chacun des conduits auxquels se rapportent les considérations qui vont suivre, nous devons donc examiner séparément ce qui se passe dans l'une et dans l'autre période de la marche du courant sanguin.

I. 1° La résistance, ou la pression, du sang contenu dans l'aorte descendante, peut se trouver augmentée pendant la durée de la dilatation de ce vaisseau, par plusieurs circonstances. Tous les obstacles à l'écoulement du sang par cette voie produiraient cet effet d'une manière évidente. L'une des moins rares est assurément l'étroitesse du calibre de l'aorte thoracique, elle-même (1).

(1) Nous pouvons citer entre autres exemples la pièce conservée au musée Dupuytren sous le no 31 A.

La résistance exagérée des parois vasculaires augmenterait également la pression du liquide qu'elles contiennent, pendant la période de dilatation.

2° Pendant la systole artérielle, la pression du sang sera en raison de l'énergie avec laquelle les parois du vaisseau, préalablement distendues, tendront à revenir sur elles-mêmes. Et cette énergie dépend, non-seulement de la nature des tissus qui constituent ces parois, mais encore de leur degré de distension, qui résulte lui-même de la quantité de liquide envoyée dans l'aorte par la systole ventriculaire précédente.

II. Du côté de la crosse aortique, des circonstances multiples peuvent influer aussi sur la pression du sang.

1° Pendant la diastole artérielle, produite par la contraction du ventricule gauche cette pression est plus ou moins considérable, suivant la puissance avec laquelle cette contraction s'accomplit.

Elle dépend aussi du volume de liquide lancé dans l'aorte par le ventricule, à chacun de ses mouvements systoliques ; et ce volume est lié à diverses circonstances autres que la puissance des contractions cardiaques.

Les deux oreillettes communiquant entre elles chez le fœtus, la quantité de sang déversée dans chacune des moitiés du cœur peut se trouver facilement modifiée. Un obstacle quelconque à la circulation du sang du cœur gauche aurait pour conséquence évidente de faire passer par le ventricule droit et par l'artère pulmonaire une plus grande proportion du sang que les deux veines caves amènent à l'oreillette droite. La plupart des lésions des orifices et des valvules du ventricule gauche seraient donc de nature à diminuer le débit de la crosse de l'aorte, et à augmenter celui de l'artère pulmonaire, double résultat tout à fait en rapport avec les causes capables d'amener le mouvement de reflux du sang du canal artériel vers l'origine de l'aorte. Un arrêt de développement des valvules du cœur gauche donnerait lieu à ces phénomènes anormaux (1).

La petitesse du calibre de la première partie de l'aorte amènerait les mêmes résultats que le rétrécisse- de son orifice du côté du cœur, et diminuerait le courant de la crosse de l'aorte, au profit de celui de l'artère pulmonaire. Parmi les fœtus que nous avons examinés, il s'en est rencontré un qui offrait un remarquable exemple de ce vice de conformation, reproduit dans la figure I. (Voir à la fin de cet ouvrage.)

Agé d'environ 5 mois et demi, ce fœtus avait une longueur totale de 27 cent. 5; il mesurait du sommet à l'ombilic 15 cent. Les artères voisines du cœur, à peu près vides de sang, se présentaient sous l'aspect de rubans aplatis. L'aorte, à son origine, avait, sur une longeur de 3 mil. 5, une largeur de 1 mil. 2, environ; elle se rétrécissait ensuite, et n'offrait plus que 1 mil. dans la seconde moitié de la première portion, s'étendant du cœur au tronc brachio-céphalique. A ce niveau l'artère prenait subitement une dimension deux fois et demie plus considérable (2 mil. 5). Le tronc brachio-céphalique avait un développement normal, mais qui surpassait sensiblement celui de la portion la plus étroite de l'aorte. Il en était de même de la carotide primitive gauche dont le calibre était supérieur à celui de la première portion du tronc aortique.

(1) Il est bon de remarquer que lorsque, pour une cause quelconque, le sang du canal artériel se trouve accru d'une certaine quantité de celui qui devait passer par le ventricule gauche, il renferme par là même une plus grande proportion de sang placentaire, et diffère moins qu'à l'état normal du sang destiné aux parties supérieures du fœtus.

Il paraît bien peu probable que ces deux vaisseaux et la sous-clavière gauche aient pu être complètement alimentés par le petit filet de sang que l'aorte amenait du cœur.

Le canal artériel était au contraire fort développé; sa largeur n'était pas inférieure à 2 mil. 8.

Il est donc tout à fait vraisemblable que la majeure partie du sang du cœur, passant en définitive par ce conduit, celui qui était destiné aux branches de la crosse de l'aorte devait leur être fourni par lui, et amené par la partie de l'aorte située au delà du tronc brachio-céphalique et dont nous avons noté le calibre plus considérable que celui de la portion précédente. La seule inspection de la figure I nous semble rendre ce mécanisme tout à fait évident.

Enfin l'impulsion donnée au sang aortique par le ventricule gauche ne se transmet, avons-nous dit, au point où s'abouche le canal artériel, qu'après avoir subi plusieurs causes d'affaiblissement.

L'*extensibilité* des parois du vaisseau, qui est l'une des plus considérables, pourrait, si elle était exagérée, diminuer excessivement la pression du sang en ce point, et amener ainsi le désordre que nous étudions.

L'*amplitude* exagérée de la crosse de l'aorte amènerait un résultat pareil, en permettant aux parois vasculaires de se moins distendre pour admettre le sang du cœur.

2⁰ Au moment où le sang marche dans la crosse de l'aorte en vertu du retrait de ses parois, la force dont il est animé dépend de la puissance des fibres distendues, qui reviennent sur elles-mêmes. La faiblesse de ces fibres, ou leur moindre distension, qui pourrait elle-même résulter de la capacité exagérée de l'artère, seraient donc des circonstances capables de diminuer la puissance du courant sanguin pendant la systole artérielle. Nous venons de voir que leur influence serait pareille au moment de la systole ventriculaire.

Il en est de même de la *diminution* du volume de *liquide* lancé par le cœur dans l'aorte; cette circonstance, comme les précédentes, agirait aussi bien pendant la systole que pendant la diastole pour diminuer l'intensité du courant sanguin.

III. Cherchons enfin quelles sont les circonstances qui pourraient donner au courant du canal artériel une puissance exagérée.

Les différentes causes capables d'influer sur la pression du sang dans la crosse de l'aorte, soit pendant la systole artérielle, soit pendant la diastole, et que nous avons passées en revue plus haut, ont leurs analogues du côté de l'artère pulmonaire et du canal artériel.

1° Ainsi, *pendant la dilatation* du vaisseau, *l'énergie des contractions du ventricule droit*, le *volume du liquide* qu'il introduira dans l'artère, la *résistance des parois* vasculaires, seront autant de causes qui pourront *augmenter* la puissance du courant à la sortie du courant artériel.

2° De même *dans la systole artérielle* certaines *particularités de structure*, aussi bien que le degré de *distension* des parois du vaisseau, influent sur l'énergie du courant sanguin, et peuvent le rendre plus rapide.

IV. Si ces deux parties de l'appareil circulatoire ont entre elles tant de ressemblance à certains égards, il existe toutefois de notables différences dans la disposition des deux conduits.

Ces différences, qui peuvent parfois, comme nous venons de le voir, donner à la force du courant du canal artériel une certaine prédominance sur celle du courant aortique, sont surtout capables de faire que les variations périodiques de la pression des deux colonnes liquides ne se manifeste pas *d'une manière parfaitement simultanée* au confluent des deux vaisseaux.

1° Il suffit, par exemple, que l'impulsion donnée au sang par la contraction du cœur soit transmise en ce point *par le canal artériel plus rapidement que par l'aorte*, pour que, *en cet instant*, il existe entre les pressions respectives des deux colonnes liquides une disproportion à l'avantage de la première. Un résultat semblable se produirait encore, si, au lieu de se manifester plus tôt, l'impulsion ventriculaire était transmise *plus tard*, c'est-à-dire alors que le courant aortique aurait déjà perdu une partie de sa vitesse.

2° La marche du sang produite dans l'aorte et dans le canal artériel par le retrait des parois vasculaires est soumise, elle aussi, à des causes diverses d'inégalité, qui peuvent détruire la simultanéité de l'impulsion au point où se joignent les deux canaux. Au commencement de la systole artérielle, les parois des deux vaisseaux, à leur maximum de distension, donnent au liquide qu'elles renferment une vitesse qui décroît de plus en plus, à mesure qu'elles reviennent sur elles-mêmes. Il est bien évident que la progression suivant laquelle cette décroissance s'opère, dépend de circonstances variables. La capacité des vaisseaux, la quantité de sang à laquelle leurs branches collatérales donnent issue, leur structure, sont autant de causes qui contribuent à régler la marche du liquide, et d'où dépend la diminution plus ou moins rapide de sa force motrice.

C'est surtout au point de vue de la concordance du mouvement des deux courants qui se rencontrent à l'embouchure du canal artériel, et de la *simultanéité* de leurs variations, que nous devons tenir compte de ces diverses particularités.

A l'égard de la structure, nous signalerons particulièrement une différence fort remarquable entre la crosse aortique et le canal artériel. Le premier de ces vaisseaux est surtout constitué par du tissu élastique, le second est richement pourvu de fibres musculaires.

La contractilité de la crosse de l'aorte est à peu près nulle. Le canal artériel au contraire est doué d'une contractilité considérable, en rapport avec sa structure. Une pareille différence apporte dans le jeu des organes un élément important qui peut évidemment modifier dans un sens ou dans l'autre, la puissance relative des forces qui déterminent le mouvement du liquide.

La contractilité du canal artériel, entrant en jeu à certains instants, peut modifier l'*intensité* ou la *durée* des diverses impulsions dont la succession produit le cours du sang. La puissance qu'elle fournit ne trouvant pas d'analogue du côté de l'aorte, ne peut-elle pas, à un moment donné, faire prédominer sur la pression du liquide contenu dans le vaisseau celle du sang du canal artériel? Signalons enfin certaines conditions qui tendent à établir une différence dans la durée de la transmission de l'impulsion ventriculaire par l'aorte et par le canal artériel, au point où se réunissent ces deux conduits.

On sait que le mouvement donné au sang par la contraction des ventricules ne se transmet pas d'une manière absolument instantanée jusqu'aux extrémités de l'arbre artériel, et que le retard du pouls sur les battements du cœur est d'autant plus marqué que le point que l'on considère est plus éloigné du cœur. Bien que ce retard soit peu considérable, puisque, même pour les points voisins de la périphérie, il ne dépasse pas dans les circonstances les plus favorables une demi-seconde (1), il peut jouer un certain rôle dans les phénomènes qui nous occupent.

En effet, la longueur du chemin que parcourt le sang du ventricule droit, en traversant l'artère pulmonaire et le canal artériel, est toujours moindre que celle que doit franchir le sang du ventricule gauche, pour arriver, par la crosse de l'aorte, ou confluent des deux vaisseaux. C'est le résultat constant des observations auxquelles se rapportent les tableaux que nous donnons pages 26 et 27.

Les chiffres du tableau I (p. 26), qui se rapportent à des sujets dont les proportions diffèrent peu de celles du fœtus à terme, donnent, comme moyenne de la longueur de l'artère pulmonaire et du canal artériel réunis, 27 millimètres; et comme longueur moyenne de la partie de l'aorte comprise entre le cœur et l'embouchure du canal artériel, 38^{mm},5.

Ces longueurs sont soumises à des variations individuelles, qui peuvent influer sur la manière dont la circulation s'opère dans cette partie du système vasculaire.

Bien que l'inégalité de longueur des deux voies parcourues par le sang pour aller depuis les deux ventricules jusqu'au point où le canal artériel se jette dans l'aorte soit minime, il n'est pas impossible que, jointe à d'autres circonstances, elle permette à la systole ventriculaire de faire sentir son impulsion dans toute la longueur

(1) V. J. Béclard, Traité élémentaire de physiologie p. 252.
(2) Voir le chapitre suivant.

du canal artériel, jusqu'à son embouchure, avant qu'elle ne se soit manifestée au même niveau dans le sang de la crósse aortique.

L'aorte décrit aussi une courbure beaucoup plus accusée que l'artère du ventricule droit, circonstance qui influe dans le même sens que l'inégalité de longueur des deux conduits, et qui peut apporter un nouveau retard à la transmission de l'impulsion cardiaque par l'aorte. Cette configuration est aussi de nature à diminuer la rapidité du courant sanguin, ou la pression qu'il exerce ; les courbures des artères, ainsi que le fait remarquer M. Cruveilhier, ont en effet pour résultat de diminuer la vitesse du courant sanguin au moment de la systole ventriculaire (1).

Ces considérations, que nous ne voulons pas poursuivre plus loin, suffisent pour justifier ce que nous disions en commençant, et pour faire voir qu'il ne suffit pas que le canal artériel s'ouvre dans l'aorte au-dessous des artères de la tête et des membres supérieurs, pour affirmer immédiatement et absolument que ces artères ne reçoivent aucune partie du sang du ventricule droit, et que la totalité de ce sang est dirigée dans l'aorte descendante. La direction du canal artériel dans sa dernière portion ne saurait non plus déterminer le mouvement du liquide dans ce sens, au cas où les pressions respectives des diverses colonnes liquides qui se rencontrent au confluent du canal artériel avec l'aorte ne satisferaient pas aux conditions déterminées plus haut. Nous avons vu en effet qu'un grand nombre de circonstances qui se rattachent à des parties de l'appareil circulatoire plus ou moins éloignées de l'embouchure

____

(1) Traité d'anatomie descriptive t. III p. 42.

du canal artériel peuvent s'opposer à la marche normale du sang, et faire pénétrer dans la partie de l'aorte, située au-dessus du canal artériel, une certaine proportion du liquide déversé par ce vaisseau. Ces circonstances, multiples et variées, ne se traduisent pas nécessairement par des vices de conformation très-apparents, et, en dehors des grandes anomalies anatomiques, le trouble circulatoire qui nous occupe peut certainement se produire, au moins d'une manière temporaire ou accidentelle, chez des sujets dont l'appareil circulatoire semble confirmé d'une manière assez régulière.

CHAPITRE III.

MENSURATION DES PARTIES DE L'APPAREIL CIRCULATOIRE QUI PEUVENT, PAR L'IRRÉGULARITÉ DE LEURS PROPORTIONS, FACILITER LE PASSAGE DU SANG DU CANAL ARTÉRIEL DANS LA CIRCULATION DES PARTIES SUPÉRIEURES DU FŒTUS.

Le mouvement rétrograde du sang dans la crosse de l'aorte aura une importance toute spéciale, s'il a pour conséquence de faire pénétrer une partie du sang du ventricule droit dans les artères de la tête ou des membres supérieurs. Une particularité évidemment favorable à ce résultat c'est la petitesse de la distance qui séparerait l'orifice du canal artériel de l'origine des sous-clavières et des carotides.

Aucun ouvrage ne nous a fourni, sur ces distances, de données un peu précises. La plupart des anatomistes disent seulement que le canal artériel s'ouvre dans l'aorte *un peu* au-dessous de l'origine de la sous-

clavière gauche (1). D'autres auteurs, n'attachant aucune importance à la distance qui sépare ces deux vaisseaux, les représentent comme situés *immédiatement* l'un
au-dessous de l'autre (2), ou négligent de rien spécifier
à cet égard (3).

Nous avons donc pensé qu'il ne serait pas inutile
d'étudier avec précision ces détails anatomiques, qui
peuvent exercer une influence si considérable sur la
circulation fœtale. Nous avons fait à cet égard des recherches multipliées sur des fœtus d'âges divers, et sur
de très-jeunes enfants dont les proportions ne différaient
pas sensiblement de celles du nouveau-né.

Les résultats que nous avons obtenus sont consignés
dans les tableaux ci-après.

Nota. — Les longueurs prises sur les artères ont été mesurées suivant
l'axe des vaisseaux. Les chiffres qui expriment, par exemple, la distance
du canal artériel à la sous-clavière gauche, représenten le segment de
l'axe de l'aorte compris entre deux sections transversales de ce vaisseau,
et passant, l'une par la partie inférieure de l'orifice de la sous-clavière,
l'autre par la partie supérieure de l'embouchure du canal artériel.

Afin de diminuer autant que possible les causes d'inexactitudes, les
moyennes de ces dimensions ont été obtenues *graphiquement*, en ajoutant
les unes aux autres les longueurs prises directement sur le cadavre.

(1) Sappey, Manuel d'anatomie descriptive, t. III, p. 388, Cruveilhier et
M. Sée, Traité d'anatomie descriptive, t. III, p. 48.

(2) Bernutz, Nouv. dict. de médecine et de chirurgie pratiques [Arté-
riel (Canal).]

(3) Verneuil, Précis d'embryologie.

Le Roy.

TABLEAU I.

Nos d'ordre.	Distance du canal artériel à la sous-clavière gauche.	Distance du canal artériel à la carotide primitive gauche.	Longueur du canal artériel.	Longueur de l'artère pulmonaire.	Longueur de l'artère pulmonaire et du canal artériel réunis.	Longueur de la portion de l'aorte compr. entre le coeur et le can. art.	Longueur totale du sujet.	Distance du sommet à l'ombilic.	OBSERVATIONS.
	mm.	mm.	mm.	mm.	mm.	mm.	mm.	mm.	
1	4.3	7	12	20	32	49	555	260	Sexe féminin, à terme. Très-peu de sang dans les vaisseaux.
2	2	6.1	14	17	31	45	520	300	Sexe masculin, à terme.
3	7	11.5	15.5	20.5	36	45.5	520	280	Id. id.
4	2.3	6	14.5	16.9	31.4	38.5	510	270	S. masc., à terme. Cordon omb. détaché, canal art. tr.-rétracté.
5	5.1	9.6	11	19	30	40	510	270	Sexe masculin, à terme.
6	5	8	9.5	17	26.5	41	500	270	Id. id.
7	2	9.9	16	17.8	33.8	38.7	500	270	Sexe féminin, id.
8	2.2	8	14.5	16	30.5	38.5	500	260	S. fém., à terme. Cicatrice omb. presque parfaite. 10 j. environ.
9	1.7	5.8	11.7	18	29.7	37	495	275	S. masc, à terme, 5 semaines. Canal artér. encore perméable.
10	4	6	11.5	16	27.5	43	495	265	Sexe féminin, à terme.
11	4.7	9	11.6	14.6	26.2	37.5	490	265	S. fém. Cicatrice omb. tout à fait complète. 12 jours environ.
12	5.5	10	10	16	26	33.5	490	270	Sexe masculin, presque à terme.
13	2	9	14.1	16.6	30.7	45.5	490	270	Sexe masculin, à terme. Cordon ombilical détaché. Canal art. très-rétracté, long et tortueux.
14	4	8.8	12.6	18	30.6	40.5	490	270	Sexe masc., à terme. 15 jours.
15	4.2	7.6	9	14.4	23.4	33.5	490	270	S. fém., à terme. 3 à 4 j. Cordon omb. flétri. C. art. à demi rétr.
16	4.5	8	6.4	15.1	21.5	37.2	490	265	S. masc, à terme. Cordon omb. détaché. Can, art. tr.-rétracté.
17	3	8	11	17	28	36.5	490	260	Sexe fém., à terme.
18	0	7	13	17	30	41	490	250	Sexe masc., à terme. V. la fig. II.
19	2.5	6.9	10.8	13.6	24.4	36.5	485	265	Sexe fém., à terme.
20	5	10.1		13.5	30.5	38	485	260	Sexe masc., id.
21	6.4	11		15.6	23.6	38	485	255	Sexe masc., à terme. Cicatrice ombilicale parfaite.
22	2	7.9	13.5	13.4	26.9	34	485	250	Sexe fém. Cordon ombilical flétri. Canal artériel peu rétracté.
23	5.5	10.9	5.8	13	18.8	32.6	485	250	Sexe masc. 8 mois 1|2. 15 jours. Cicatr. omb. tout à fait compl. Canal art. très-rétracté.
24	6	10	11.2	14.5	25.7	40	480	250	Sexe masc., presque à terme.
25	4.5	8	7.5	15.5	23	40	470	250	Sexe masc. 8 mois 1|2. Cordon ombilical détaché. Canal artériel très-rétracté.
26	2.6	6.1	8.5	15.7	24.2	42	465	260	Sexe fém. 8 mois 1|2.
27	6	10.4	10.8	12.9	23.7	36.5	465	250	S. f., presq. à t. 12 j. Cic. omb. parf. Pustules vaccinales développées. Can. art. à demi rétr.
28	3	7.5	16	16	32	37	440	230	Sexe masc. 8 mois 1|2.
29	4.1	8	6.5	16	22.5	32	420	250	Sexe fém. 8 mois à peine.
Moyenn.	4.1	8.3	11.2	15.8	27	38.5	489	263	

TABLEAU II.

N^{os} d'or dre.	Distance du canal artériel à la sous-clavière gauche.	Distance du canal artériel à la carotide primitive gauche.	Longueur du canal artériel.	Longueur de l'artère pulmonaire.	Longueur de l'artère pulmonaire et du canal artériel réunis.	Longueur de la portion de l'aorte compr. entre le cœur et le can. art.	Longueur totale du sujet.	Distance du sommet à l'ombilic.	OBSERVATIONS.
	mm.	mm.	mm.	mm.	mm.	mm.	mm.	mm.	
30	4.5	8.7	9	12	21	34	455	240	Sexe fém., à terme. Cordon ombilical détaché. Canal artériel très-rétracté.
31	4	8	10	13	23	30	450	240	7 mois 1|2.
32	4	8.5	9	15	24	39	445	240	Sexe masc. 8 mois.
33	3.8	7	7.5	14	21.5	33.3	440	240	Sexe fém., presque à terme. Cordon ombilical flétri.
34	4	6.5	8.2	17.5	25.7	39	440	240	Sexe masc., presque à terme.
35	2.6	7	6.5	15.5	22	29	440	330	Sexe masc. 8 mois.
36	2.4	5.3	10	11.5	21.5	30.5	430	235	Sexe fém. 8 mois. Cordon ombilical flétri.
37	1.3	5	8	12	20	32.5	420	240	Sexe fém. 8 mois.
38	5.9	9	9.4	12	21.4	34	420	230	Sexe masc. 8 mois. Cordon ombilical détaché. Canal artériel très-rétracté.
39	4.3	7.4	7.3	13.3	20.6	32.2	420	230	Sexe fém. 8 mois. 5 jours. Cordon ombilical flétri. Canal artériel très-rétracté.
40	4.7	7	12	16	28	30	415	240	Sexe fém. 8 mois.
41	4	7	7.5	16	23.5	24.9	410	230	Sexe fém. 8 mois 1|2. 3 jours environ. Cordon ombilical flétri.
42	3.5	7	12.3	12.3	24.6	29	405	225	Sexe masc. 8 mois. 3 jours environ. Cordon ombilical flétri. Canal artériel peu rétracté.
43	2.2	6	12.1	16	28.1	31.5	400	220	Sexe fém. 7 mois 1|2.
44	3.1	7.2	5	9	14	25.3	395	215	Sexe fém. 7 mois 1|2 à 8 mois. 4 jours environ. Cordon ombilical flétri. Canal artériel un peu rétracté.
45	3.9	5.9	8	15.5	23.5	24	390	225	Sexe masc. 7 mois 1|2.
46	3.9	7.2	8.2	12	20.2	24.5	375	210	Sexe fém. 7 mois.
47	1.7	4.5	8	16	24	30	370	210	Sexe fém. 7 mois.
48	2	4.9	8	12	20	27	370	200	Sexe masc. 7 mois 1|2.
49	3.1	5	6 5	8	14.5	24	320	180	Sexe masc. 6 mois 1|2.
50	3.6	6	8.2	9.2	17.4	22.3	345	165	Sexe masc. 6 mois.
51	3.9	6	6.5	7	15.5	19	275	150	Sexe masc. 5 mois. Voir l'observation, p. 17, et la figure I.

La distance qui sépare l'orifice du canal artériel de celui de la sous-clavière gauche varie dans des limites relativement étendues. La plus grande longueur qu'elle nous ait présentée (n° 3, tab. I) est de 7 millimètres. Chez tous les autres sujets cette distance est inférieure. Chez un fœtus à terme (n°. 18 tab. I) le bord supérieur de l'orifice du canal artériel se trouvait placé dans l'aorte au même niveau que le bord inférieur de l'ouverture de la sous-clavière gauche. — Cette disposition est figurée dans la planche II (voir à la fin de l'ouvrage) qui reproduit les dimensions des vaisseaux, vides et aplatis.

Entre ces deux extrêmes, nous avons trouvé des dimensions très-diverses.

L'inspection des tableaux ci-dessus permet de voir que ces variations sont loin de suivre celles de la longueur totale du corps.

En nous en tenant aux 29 sujets groupés dans le tableau I, qui ont au moins 25 centimètres du sommet à l'ombilic, et qui, par conséquent, ne s'éloignent pas considérablement de la grandeur du fœtus à terme, nous pouvons déterminer avec une plus grande approximation la moyenne de cette longueur. Elle est, d'après ces observations, de $4^{mm},1$.

La distance du canal artériel à la carotide primitive gauche, nécessairement supérieure à la première dimension, varie dans des limites relativement moins étendues.

Chez les sujets ayant au moins 25 centimètres du sommet à l'ombilic, nous ne l'avons pas trouvée inférieure à $5^{mm},8$ (n° 9, tab. I) ni supérieure à $11^{mm},5$ (n° 3, tab. I).

La moyenne de nos observations sur les 29 sujets du tableau I, est de $8^{mm},3$.

Nous avons insisté plus haut sur l'importance que présentent les proportions des diverses parties de l'appareil où se produisent[les phénomènes qui font l'objet de cette étude. Il nous a semblé qu'il ne serait pas inutile de déterminer exactement quelques autres dimensions des vaisseaux dont il s'agit.

Le canal artériel, chez les sujets auxquels se rapportent les mensurations précédentes, avait une longueur moyenne de 11^{mm},2. Il atteignait, comme maximum, 17^{mm} dans un cas, (n° 17, tab. I) et descendait, dans un autre, jusqu'à 5^{mm},8. (n° 23, tab. I).

Nous devons dire que ces différences considérables sont probablement dues en partie, *chez les sujets qui ont vécu un certain temps*, au travail de rétraction dont ce conduit est le siége après la naissance. Cependant cette modification ne semble pas influer d'une manière très-marquée sur la longueur de l'organe pendant les premiers jours de la vie, et nous pouvons considérer la plupart des dimensions indiquées plus haut comme très-peu différentes de celles que les mêmes sujets auraient présentées au moment de la naissance.

L'artère pulmonaire, mesurée depuis le cœur jusqu'au point où l'origine du canal artériel s'annonce par une texture d'un aspect différent, nous a donné pour moyenne 15^{mm}, 8 ; pour maximum 28^{mm},5(n° 3, tab. I), et pour minimum 12^{mm},9 (n° 27, tab. I).

Enfin nous avons mesuré la portion de l'aorte située entre le cœur et l'embouchure du canal artériel. Cette dimension, chez les sujets auxquels se rapportent les observations précédentes, oscille entre 49^{mm} (n° 1, tab. I) et 32^{mm} (n° 29, tab. I). La moyenne est de 38^{mm},5.

Il est surtout intéressant de comparer cette longueur à celle de l'artère pulmonaire et du canal artériel réunis.

Nous avons, pour chaque sujet, indiqué cette somme dans une colonne spéciale, en regard de la longueur prise sur l'aorte (1). Ces chiffres, qui participent à la variabilité de la longueur du canal artériel, nous donnent un maximum de 36^{mm} (n° 3, tab. I), un maximum de 18^{mm},5 (n° 23, tab. I), et une moyenne de 27^{mm}.

La différence des deux longueurs que nous comparons s'élève jusqu'à 17^{mm} (n° 1, tab. I) et s'abaisse à 4^{mm},9 (n° 8, tab. I).

Enfin nous avons terminé les tableaux qui résument les résultats de nos recherches, en indiquant la longueur totale de chaque sujet, et la distance qu'il présentait entre le sommet et l'ombilic, données utiles pour apprécier la valeur relative de toutes les autres dimensions, et pour évaluer l'âge des fœtus.

Dans une colonne d'*observations* nous avons noté les différentes circonstances particulières qui nous ont paru présenter quelque intérêt ; nous avons surtout recueilli les détails relatifs à l'état du cordon ombilical ou de l'ombilic, et du canal artériel, qui pouvaient indiquer approximativement pendant combien de temps avaient vécu les enfants nés vivants.

(1) On a vu dans le chapitre précédent (page 22) l'intérêt particulier que nous attachons à cette comparaison.

DEUXIÈME PARTIE

DE L'INFLUENCE DU MÉLANGE ANORMAL DES DEUX ESPÈCES DE SANG DU FŒTUS SUR LE DÉVELOPPEMENT DES ORGANES.

CHAPITRE PREMIER.

DES DEUX ESPÈCES DE SANG DU FŒTUS, ET DE LEUR ACTION DIFFÉRENTE SUR LE DÉVELOPPEMENT DES TISSUS.

En cherchant à préciser les circonstances dans lesquelles le sang du ventricule droit est introduit dans la circulation des parties supérieures du fœtus, notre intention n'a pas été de nous borner à la simple constatation d'une anomalie physiologique. Nous nous sommes proposé surtout de rechercher les conséquences de ce trouble fonctionnel sur le développement du fœtus.

On admet, avons-nous dit, que le sang versé dans l'aorte par le canal artériel est différent de celui qui vient du ventricule gauche par la crosse aortique, et auquel on attribue des propriétés plus *vitales*. Ce dernier contient en effet une plus grande proportion du sang régénéré dans le placenta au contact de la circulation maternelle; mais quelles sont bien exactement les qualités spéciales dont il est doué, et quelle est en réalité l'action particulière qu'il exerce sur le développement des tissus dans lesquels ils se répand ? Telles sont les questions que nous voudrions tâcher d'élucider,

Si vraiment le sang du ventricule gauche du fœtus joue dans le développement de la tête et des membres supérieurs un rôle particulier, nous devons trouver dans la manière dont ces parties s'accroissent normalement, la manifestation de cette action spéciale. Les effets que nous constaterons alors devront, au contraire, faire défaut chez les sujets dont les parties supérieures se trouvent, par suite d'une anomalie, alimentées par un sang mélangé, venant des deux ventricules. Nous trouverons là une différence qui correspondra à la différence même des propriétés du sang du ventricule gauche et de celui du ventricule droit. Tel est le procédé d'investigation par lequel nous espérons arriver à la solution de la difficulté qui nous occupe, sans nous exposer à « nous fourvoyer dans le champ des hypothèses. (1) »

Il semble bien naturel au premier abord d'admettre, avec la presque universalité des physiologistes contemporains, que le sang placentaire se distingue de celui qui circule dans les vaisseaux du fœtus par des propriétés plastiques plus considérables, et que les tissus auxquels il est plus abondamment distribué, doivent nécessairement se développer avec plus de rapidité que les autres (2).

On a comparé le sang venant de la veine ombilicale, chez le fœtus, au sang artériel de l'adulte. Mais cette analogie est loin d'être parfaite et ne saurait nous conduire à admettre que ce sang, dès son entrée dans la

(1) Voir Bichat, Physiologie élémentaire de l'homme, 1855, tome II, p. 380.
(2) Voir Richerand, Nouv éléments de physiologie, 1814. tome p. 432.
J. Beclard, Traité de physiologie p. 1180.

veine cave inférieure est complètement élaboré et parfaitement propre à la formation des tissus (1).

Nous ne voulons pas aborder la question si compliquée de la nutrition du fœtus. Mais, en admettant même la doctrine la plus accréditée aujourd'hui, et qui veut que la totalité des éléments nutritifs du fœtus lui soient apportés par le cordon ombilical, on ne peut rigoureusement affirmer que le sang versé par la veine ombilicale soit particulièrement propre à l'assimilation. Rien ne prouve, en effet, que pour donner naissance aux divers tissus de l'économie, ce sang ne doive pas subir dans les organes mêmes du fœtus au moins ses dernières préparations; et l'on ne doit pas admettre, sans preuve directe, que le sang du ventricule gauche est plus favorable que celui du ventricule droit à la formation des tissus.

Suivons donc dans son trajet le sang de la veine ombilicale, et cherchons en quoi le développement des régions qu'il arrose diffère de celui des autres parties du fœtus.

I. Dans l'état normal, le sang du ventricule gauche, du fœtus, contenant la majeure partie du sang venant de la veine ombilicale, alimente: 1° les artères coronaires; 2° les branches de la crosse de l'aorte. Ce sang alimente donc la tête et les membres supérieurs complètement.

Divers rameaux secondaires le portent même plus bas, et l'introduisent, soit directement, soit par leurs anastomoses, dans la circulation de la moitié supérieure du tronc. Ce sont particulièrement la mammaire interne,

(1) Peut-être y aurait-il plus de raisons pour rapprocher ce sang de celui de la veine porte, avec lequel il a d'ailleurs des rapports évidents.

la branche descendante de la cervicale profonde, l'intercostale supérieure, la thoracique inférieure, et divers rameaux des circonflexes.

Or, que remarquons-nous à l'égard du développement de toutes ces parties, comparé à celui des régions qu'alimente l'aorte après avoir reçu le sang du canal artériel ?

Le cœur est, relativement au reste du corps, d'autant moins volumineux que le fœtus est plus âgé.

Il en est de même de la tête : originairement elle formait à elle seule la majeure partie de l'embryon. Chez le fœtus de 5 mois et demi à 6 mois, sa longueur n'est plus que le quart de la longueur totale du corps; à terme elle est réduite au cinquième tout au plus.

Toute la portion du corps dans laquelle nous avons dit que se répand le sang du ventricule gauche seul, s'accroît aussi avec moins de rapidité que la partie inférieure, qui reçoit le sang de l'aorte mélangé de celui du canal artériel. La portion sous-ombilicale du fœtus, d'abord beaucoup plus petite que la portion sus-ombilicale, se développe beaucoup plus vite, et finit, au terme de la gestation, par lui être à peu près égale. De là le procédé d'évaluation de l'âge du fœtus, qui consiste à comparer la longueur de la portion sous-ombilicale à celle de la portion sus-ombilicale.

Il suit donc de ces diverses remarques que les régions qui reçoivent le sang du ventricule gauche sans mélange de celui du ventricule droit, c'est-à-dire celles qui reçoivent avec le plus d'abondance le sang venant directement du placenta, sont précisément les régions où le développement est *le moins rapide* pendant la vie intra-utérine, tandis que les tissus alimentés par le sang du canal artériel s'accroissent avec une rapidité beaucoup plus grande (1).

Le sang fourni par le canal artériel semble donc beaucoup plus favorable à la formation des divers tissus du fœtus, que le sang du placenta. Partout où il se répand, l'accroissement se fait avec rapidité ; partout au contraire où il est en partie remplacé par le sang nouveau qu'apporte la veine ombilicale, le développement s'opère avec une lenteur relative.

Toutefois, malgré ce qu'il y a de frappant dans ce rapprochement, il ne conviendrait pas à la rigueur scientifique d'attribuer, sans autres preuves, la différence de rapidité du développement de la partie supérieure et de la partie inférieure du fœtus aux qualités différentes du sang qu'elles reçoivent. L'accroissement des organes de ces diverses régions pourrait dépendre de quelque autre cause que nous ne saisissons pas. Il pourrait n'y avoir qu'une simple coïncidence entre des circonstances que nous considérerions comme résultant les unes des autres. Si probable que puisse nous sembler ici la relation de cause à effet qui les unirait, il importe donc, avant de rien affirmer, de vérifier le fait dans d'autres conditions.

C'est dans ce but que nous avons entrepris de rechercher les particularités de développement que présenteraient les sujets chez lesquels le sang de la veine ombilicale et celui du canal artériel n'ont pas leur distribution normale. Si ces deux liquides jouissent de qualités

(1) Ce n'est pas, nous devons le dire, sans un certain embarras que nous nous trouvons conduit à poser ces conclusions qui ne sont pas conformes aux idées généralement reçues ; mais l'interprétation rigoureuse des faits universellement reconnus sur lesquels nous nous appuyons, ne nous semble pas permettre de discussion sur ce point.

plastiques différentes, l'irrégularité de leur répartition dans l'organisme devra nécessairement amener une irrégularité correspondante dans le développement des organes, qui ne recevront plus le sang qui leur est physiologiquement destiné, et la nature même des modifications que nous constaterons devra nous éclairer sur les propriétés qui distinguent les deux espèces de sang.

CHAPITRE II.

DES PARTICULARITÉS DE DÉVELOPPEMENT RÉSULTANT DU MÉLANGE ANORMAL DES DEUX ESPÈCES DE SANG DU FŒTUS.

On trouve dans les auteurs un grand nombre d'observations relatives à des anomalies qui avaient pour conséquence nécessaire le mélange des deux espèces de sang dans les parties supérieures du fœtus. Malheureusement l'attention de ceux qui nous ont transmis ces documents ne s'est pas spécialement portée du côté de l'influence que ce trouble de la circulation pouvait exercer sur le développement des organes, et il est rare que ce point soit signalé.

Cette omission semble toutefois indiquer que les sujets auxquels se rapportent ces observations ne présentaient pas d'anomalies de volume extrêmement frappantes.

Il faut aussi remarquer que, si l'attention s'est quelquefois portée sur le développement, on a dû surtout, d'après les idées admises jusqu'ici, rechercher une *diminution* dans le volume normal des organes qui recevaient exceptionnellement du sang du ventricule droit.

La conséquence que nous devons surtout tirer du silence des auteurs en cette circonstance, c'est donc que très-probablement ils n'ont pas rencontré de *diminution* de volume. Mais il est beaucoup plus admissible qu'une certaine exagération dans le développement, si elle existait, a pu leur échapper.

Nous appliquerons les mêmes réflexions aux observations dans lesquelles on dit que le développement était *normal ;* ce qui vraisemblablement signifie surtout qu'il n'était pas exceptionnellement réduit.

Parmi les observations qui ont quelques rapports avec notre sujet, nous signalerons celles que Louis a réunies dans deux articles intéressants des *Archives générales de médecine* (1). Elles sont au nombre de dix-neuf. Dix d'entre elles se rapportent tout à fait à la question que nous traitons, et présentent des exemples de mélange du sang des deux ventricules dans les artères de la tête ou des membres supérieurs. Les VIe, VIIe, VIIIe, IXe et X[e] présentent des exemples de communication des deux ventricules, par suite de l'absence plus ou moins complète de la cloison interventriculaire. La XVe et la XVIe, dues à Caillot, relatent des cas dans lesquels le canal artériel venait s'ouvrir dans l'artère sous-clavière gauche. Enfin les XVIIe, XVIIIe et XIXe observations ont pour objet des vices de conformation qui faisaient naître l'aorte des deux ventricules à la fois.

Aucune de ces observations ne parle du volume des parties qui recevaient anormalement du sang du ventricule droit pendant la vie intra-utérine.

Billard, dans son *Traité des maladies des enfants nou-*

(1) Observations sur la communication des cavités droites avec les cavités gauches du cœur. (Archives gén. de médecine, 1re série t. III, p. 182 et 325.

veau-nés (1), rapporte le fait d'un enfant d'un mois environ, dont le cœur n'offrait qu'une seule oreillette et un seul ventricule. Il ne donne non plus aucun renseignement précis sur le développement relatif de la tête et des membres supérieurs. Il dit seulement que « cet enfant, quoique petit, paraissait sain (2). »

Nous pourrions citer un grand nombre d'autres observations analogues qui ne donnent rien de positif sur la question du développement.

Le résultat de ces recherches bibliographiques est en résumé d'établir que rien d'extrêmement frappant ne s'est présenté dans tous ces cas, à l'égard du développement, et surtout que les organes qui recevaient anormalement du sang du ventricule droit ne se faisaient pas remarquer par la *petitesse* de leur volume.

Mais tâchons de trouver des faits positifs, qui nous montrent par l'état des organes anormalement alimentés par le sang du canal artériel, les véritables propriétés de ce sang comparé à celui du ventricule gauche.

Pour arriver à une appréciation juste, nous devrons toujours comparer le volume des parties qui seront le siége de cette circulation vicieuse, non-seulement à

(1) 78e observation, p. 601.

(2) Voir aussi la thèse inaugurale de M. Deguise (Paris 1843) qui rapporte un grand nombre de cas de communication des cavités droites du cœur avec les cavités gauches. — Ces observations ne contiennent aucune remarque sur le développement, si ce n'est l'une d'elles (p. 8), où l'on dit seulement qu'une jeune fille présentant une communication des deux ventricules avec rétrécissement considérable de l'artère pulmonaire, était d'*une petite taille*, et avait les doigts des mains *fort allongés*.

Ce qui semble indiquer que, sous l'influence de la circulation vicieuse à laquelle elle avait été soumise pendant la vie intra-utérine, les membres inférieurs, qui recevaient du sang de même nature que les parties supérieures, s'étaient peu développés, tandis que les extrémités supérieures, qui recevaient anormalement une certaine proportion de sang du ventricule droit, s'étaient accrues d'une façon exagérée.

celui qu'elles présentent chez des sujets ordinaires ; mais encore au développement des régions qui ne sont pas soumises au même désordre.

Nous commencerons par emprunter à Richerand une observation qui offre pour notre sujet un intérêt spécial, à cause des détails circonstanciés qu'elle renferme. Bien que plusieurs des particularités qui s'y trouvent décrites ne se rapportent pas à la question que nous traitons, nous croyons devoir reproduire cette observation en entier, afin qu'on puisse porter sur le fait des appréciations plus complètes et plus sûrement établies :

« Un homme, âgé de 41 ans, vint à l'hôpital de la Charité pour y subir l'opération de la taille. Il était remarquable par la lividité de son teint, la plénitude des vaisseaux de la conjonctive et la grosseur de ses lèvres, presque noires, comme le reste du visage.

« La respiration était difficile, les battements du pouls irréguliers. Il ne pouvait prononcer deux mots de suite sans reprendre haleine, était obligé de dormir assis et se faisait surtout remarquer par son extrême nonchalance. Cette paresse, jointe à une grande bonhomie, avait de tout temps été telle, qu'il avait toujours eu besoin pour subsister du travail de son épouse. Une petite saignée fut pratiquée ; elle diminua la douleur en augmentant les difficultés de la respiration ; des syncopes s'y joignirent : il mourut suffoqué.

« A l'ouverture du cadavre, le cœur s'offrit plein de sang ; l'oreillette droite était principalement distendue, l'artère pulmonaire anévrysmatique était uniformément dilatée depuis le ventricule droit jusque vers l'endroit où elle se divise ; aucune de ses tuniques n'était encore déchirée. Les deux ventricules du cœur présentaient à peu près une égale capacité, et l'épaisseur relative de leurs parois différait moins que dans l'état ordinaire. La cloison qui les sépare était percée d'une ouverture de communication, oblongue, ayant un demi-pouce environ d'étendue, obliquement dirigée de bas en haut, d'avant en arrière et de gauche à droite, en sorte que, soit cette direction, soit une espèce de valvule formée dans le ventricule droit par une colonne charnue et tellement disposée qu'elle s'opposait au retour du sang dans le ventricule gauche, tout indiquait clairement le passage du fluide de ce ventricule dans le ventricule droit et dans l'artère pulmonaire. Le canal artériel, conservé, long d'un pouce et assez large pour admettre une grosse plume d'oie, fournissait, comme chez le fœtus, un libre passage au sang pour se porter de la pulmonaire dans l'aorte. Le trou de Botal était fermé.

« Cette conformation singulière explique d'une manière satisfaisante, soit les phénomènes observés pendant la vie de l'individu, soit l'affection organique de l'artère pulmonaire. Il y avait nécessairement mélange de sang rouge et de sang noir dans ce vaisseau. Ce fluide empruntait pour y être lancé une partie de la force du ventricule aortique et cette impulsion plus énergique rend bien raison de l'anévrysme.

« Le poumon recevait un sang déjà vivifié, et cet organe avait moins à faire pour en compléter l'oxydation; d'un autre côté, l'oreillette droite devait difficilement se vider dans le ventricule droit, en partie rempli du sang que le ventricule gauche y poussait avec beaucoup plus de force; de là, l'embarras extrême de la circulation veineuse, la lividité du teint, la couleur et le gonflement du visage, la torpeur habituelle générale. Cet état de langueur et d'inertie pouvait également dépendre du

sang veineux versé dans l'aorte par le canal artériel.
Observons toutefois que le cerveau ne recevait point ce
sang altéré, et qui n'eût point été capable d'y entretenir
l'excitement vital. *Les membres inférieurs étaient sans proportion avec les supérieurs ; et cette inégalité, analogue à celle
que l'on observe chez le fœtus, dépendait d'une cause également analogue.* La pièce anatomique a été déposée par
M. Deschamps dans les cabinets de l'École de médecine
de Paris, qui l'a fait modeler en cire (1). »

Nous sommes particulièrement frappé, dans cette description, de la petitesse des membres inférieurs. L'auteur
attribue la disproportion qu'il signale à la persistance
du canal artériel après la naissance. Nous avons vu
(page 33 et suiv.) qu'une pareille analogie ne pourrait
conduire qu'à une conséquence tout à fait opposée à celle
qu'il veut en tirer, et que, loin d'expliquer le peu de
développement des membres inférieurs, cette assimilation de l'adulte au fœtus serait plutôt de nature à
expliquer un accroissement plus rapide de ces parties,
puisque pendant la vie intra-utérine, ce sont précisément elles qui se développent le plus vite sous l'influence de la circulation fœtale.

Mais d'un autre côté, les cas de persistance du canal
artériel ne sont pas rares dans la science, et il suffit de
se reporter à l'histoire de la cyanose, que nous ne pouvons aborder ici, pour se convaincre que, si cette affection donne lieu à un état général cachectique peu favorable à la croissance, elle n'amène pas habituellement
la disproportion qui en est considérée comme la conséquence naturelle dans l'observation de Richerand.

Ce n'est donc pas à la persistance du canal artériel

---

(1) Nouv. éléments de physiologie, 1814, t. 1, p. 308.

qu'on peut attribuer le peu de développement relatif des membres inférieurs.

Mais cette anomalie n'était pas la seule que présentât le malade dont il s'agit. *La cloison interventriculaire était percée d'une ouverture considérable, et le sang du ventricule gauche se mêlait à celui du ventricule droit.*

Nous ne croyons pas nécessaire d'insister pour faire admettre que cette lésion était congénitale, et résultait, selon toutes les probabilités, de l'arrêt de développement de cette cloison (1).

Pendant la circulation fœtale, les parties inférieures de ce sujet recevaient donc par le canal artériel une certaine quantité de sang du ventricule gauche, qui normalement aurait dû se rendre dans les artères des parties supérieures. Il en résultait une plus grande uniformité dans la nature du sang qui circulait dans les diverses parties de l'arbre artériel et, par suite, un développement plus égal et plus uniforme dans toutes les parties du corps. Sous l'influence de la circulation normale du fœtus, l'accroissement des membres inférieurs est plus rapide que celui des parties supérieures. Ici, les parties inférieures, recevant un sang plus semblable à celui des autres régions, ont dû conserver à peu près les dimensions relatives qu'elles avaient par rapport aux autres organes à une époque moins avancée de la vie intra-utérine, c'est-à-dire précisément la disproportion signalée dans la description que nous cherchons à interpréter.

Enfin nous avons nous-même rencontré dans nos dissections un cas fort remarquable au point de vue auquel nous nous sommes placé. Ici, ce n'est plus le

---

(1) Voir Louis, Arch. gén. de médecine, 1re série t. III, p. 182 et 325.

sang du ventricule gauche, qui se trouve dirigé vers le canal artériel et détourné ainsi des vaisseaux de la partie supérieure du fœtus pour se répandre dans les régions inférieures; c'est le canal artériel qui alimente les artères de la tête et des membres supérieurs.

Le sang veineux du fœtus y remplace le sang de la veine ombilicale, et loin d'être entravées dans leur accroissement, ces parties se font remarquer par un développement manifestement exagéré.

Voici du reste la description détaillée du sujet dont il s'agit.

Le fœtus qui fait l'objet de cette observation, et qui est figuré avec ses proportions véritables dans la planche III, est âgé de 6 mois à 6 mois et demi. Il est du sexe masculin. Sa longueur totale est de 38 centimètres; il mesure 21 centimètres du sommet à l'ombilic. Les testicules sont situés dans le trajet inguinal.

La crosse de l'aorte dans sa première portion, se dirige en haut et légèrement à droite. La seconde portion au lieu d'être oblique en arrière et à gauche et de croiser la face antérieure de la trachée pour se placer à la gauche de ce conduit et de la colonne dorsale, présente une disposition toute différente.

Elle se porte directement en arrière, et se trouve ainsi en rapport avec le côté *droit* de la trachée. Dans la dernière portion de sa crosse, l'aorte se place à la droite de la colonne vertébrale. De là elle se dirige en bas et un peu à droite, de manière à rejoindre vers la dixième vertèbre dorsale, le plan médian du corps, qu'elle n'a dépassé dans aucune de ses parties, et à la droite duquel elle est constamment restée. Elle descend ensuite verticalement.

L'artère pulmonaire, oblique en haut et à gauche,

dans sa première portion, s'éloigne de l'aorte qui se porte vers le côté droit. Après un trajet de 7 millim., elle donne la branche du poumon droit, qui passe horizontalement dans la concavité de la crosse aortique,—2^{m},05 plus loin, elle fournit l'artère du poumon gauche et se continue par un *canal artériel* dont la disposition est très-singulière.

Décrivant une courbe à concavité tournée à droite et en bas, ce vaisseau croise la face antérieure de la trachée, de gauche à droite ; se porte ensuite un peu en arrière en contournant légèrement ce conduit, et vient se jeter dans la crosse de l'aorte à son point le plus élevé, qui répond au côté droit de la trachée.

Le diamètre de ce canal artériel est environ la moitié de celui de l'aorte à ce niveau.

L'artère sous-clavière gauche naît de la crosse formée ainsi par le canal artériel. Son origine est séparée de l'embouchure du canal artériel dans l'aorte par une distance de 7 millimètres. Dans cette partie le calibre du canal artériel est un peu plus considérable que dans la portion qui précède l'origine de la sous-clavière. A 3^{mm},5 de l'aorte, c'est-à-dire à peu près sur la ligne médiane de la face antérieure de la trachée, se détache la carotide primitive gauche. Enfin, au niveau de la jonction du canal artériel et de l'aorte, commence la carotide primitive droite, qui naît isolément.

La sous-clavière droite naît de la dernière portion de la crosse de l'aorte à 3 millimètres au-dessous de l'anastomose du canal artériel.

La tête du sujet offre des dimensions très-sensiblement exagérées.

Diamètre occipito-frontal, 105 millim ; diamètre bipariétal, 88 millim ; diamètre occipito-mentonnier, 113 millim ; sous-occipito-bregmatique, 90 millim.

Enfin, bien qu'il soit difficile de faire à cet égard une évaluation rigoureuse, le membre supérieur gauche est visiblement plus volumineux que le droit.

La longueur des membres supérieurs, mesurée du creux de l'aisselle à l'extrémité des doigts, est de 146 millim.

Comment devait s'opérer la circulation dans les vais-seaux dont nous venons de décrire la disposition singu-lière ? Il est de toute évidence que le sang du ventri-cule droit se distribuait aux vaisseaux partant du canal artériel : la sous-clavière gauche, et la carotide primi-tive gauche étaient donc alimentées par lui. Il n'est pas impossible, nous devons le reconnaître, que, malgré la distance qui séparait ces vaisseaux du courant aortique, une certaine quantité de sang de l'aorte ait reflué, à cer-tains instants dans le canal artériel jusqu'à l'origine de ces artères : le calibre de ce canal,plus considérable entre l'aorte et la sous clavière gauche que dans sa portion la plus voisine du cœur, semble indiquer qu'il en était ainsi, et qu'il se passait là quelque chose d'analogue à ce que nous avons admis au sujet d'un rétrécissement de l'aorte dont nous avons parlé dans la première partie de ce travail (v. ch. II. p. 17). Mais, quoi qu'il en soit, le sang de la sous-clavière gauche et de la carotide pri-mitive du même côté était loin d'être entièrement four-ni, comme à l'état normal, par le ventricule gauche, il venait assurément, au moins en majeure partie, duven-- tricule droit.

La carotide primitive droite naissant à l'extrémité du canal artériel, devait recevoir aussi une forte proportion de sang du ventricule droit.

Enfin la sous-clavière droite, qui prenait naissance sur l'aorte, au-dessous de l'insertion du canal artériel, recevait du sang identique à celui des parties inférieures du corps.

En résumé, le sang du ventricule droit se répandait surtout dans les régions supérieures, tandis que celui du ventricule gauche était en totalité, ou en très-grande partie envoyé aux organes de la partie inférieure du fœtus ; c'est exactement l'inverse de ce qui se passe normalement quant à répartition des deux espèces de sang.

A l'égard du développement de ces diverses régions, que remarquons-nous de particulier ?

La partie supérieure, la tête surtout, qui recevait du sang du canal artériel au lieu de sang placentaire, présente un développement extraordinairement exagéré. La portion inférieure, où le sang du ventricule gauche se portait beaucoup plus abondamment qu'à l'état normal, s'est accrue avec beaucoup moins de rapidité, et se fait remarquer par la petitesse relative de ses proportions.

Enfin le membre gauche, qui devait recevoir le sang du canal artériel en plus grande quantité que le membre droit est précisément celui qui l'emporte par le développement, résultat conforme à tout ce que nous venons de constater dans d'autres circonstances (1).

(1) Nous devons remarquer que chez ce sujet le sang n'était pas simplement mélangé d'une manière uniforme dans les diverses régions ; mais que le sang du ventricule gauche se portait entièrement, on à peu près, dans les parties inférieures ; tandis que les parties supérieures ne recevaient pour ainsi dire que du sang du canal artériel ; ce qui nous semble expliquer la disproportion très-considérable qui existait entre le développement de ces deux régions.

RÉSUMÉ ET CONCLUSIONS.

Dans la première partie de ce travail, nous avons essayé de montrer que la répartition du sang du ventricule gauche et de celui du ventricule droit dans les différentes régions du fœtus, est soumise à des causes multiples d'irrégularité, qui peuvent avoir pour effet d'introduire dans la circulation des parties supérieures une certaine quantité de sang du ventricule droit. Nous avons remarqué que ce désordre peut surtout atteindre la circulation de la sous-clavière gauche et de la carotide primitive du même côté. Nous avons fait voir que les longueurs très-variables des vaisseaux qui président à cette répartition établissent des prédispositions individuelles plus ou moins favorables à cette anomalie.

Nous avons fait ressortir l'importance particulière que présente à cet égard la distance qui sépare l'origine de la sous-clavière gauche, et celle de la carotide primitive gauche de l'embouchure du canal artériel. Nous avons noté la variabilité remarquable de la première de ces longueurs.

Nous avons cherché à déterminer avec précision les moyennes de ces dimensions. Nous avons trouvé pour la première $4^{mm},1$, et pour la seconde $8^{mm},3$.

Dans une seconde partie nous avons ensuite recherché quelles sont les conséquences produites par le passage anormal du sang du canal artériel dans la circulation des parties supérieures du fœtus, ou l'introduction d'une proportion exagérée du sang de la veine ombilicale dans les artères des parties inférieures.

Il était nécessaire, pour résoudre cette question, de connaître les effets propres à chacune des deux espèces de sang du fœtus. L'étude du développement intra-utérin normal nous a conduit à admettre que le sang du canal artériel est plus favorable au développement des tissus que le sang de la veine ombilicale.

Les rapprochements que nous avons ensuite établis entre plusieurs exemples de circulation vicieuse et les irrégularités de développement qui les accompagnaient sont venus confirmer puissamment cette conclusion.

Le mélange du sang du canal artériel avec celui des artères de la région inférieure du fœtus a donc pour effet d'activer le développement de ces parties.

Réciproquement, dans les régions inférieures, la substitution d'une certaine quantité de sang placentaire au sang veineux du fœtus fourni par le canal artériel *retarde* l'accroissement des organes de ces régions.

Les sujets dont le sang est ainsi mélangé d'une manière plus uniforme dans tout le système artériel se développent dans toutes leurs parties d'une façon également plus uniforme, et, chez eux, les parties supérieures conservent sur les parties inférieures une prédominance de volume qui, normalement, aurait dû s'atténuer d'avantage, à mesure que le fœtus approchait du terme de la gestation.

On trouverait donc dans les anomalies des vaisseaux qui déterminent le partage des deux espèces de sang entre les différentes régions du fœtus, la causes de certaines irrégularités de proportion relative des parties supérieures et des parties inférieures du corps (1).

(1) Nous avons remarqué que le membre supérieur gauche est plus

Telles sont les conclusions auxquelles nous croyons pouvoir nous arrêter. Elles nous paraissent solidement établies par les faits que nous avons analysés, et nous sommes persuadé qu'en continuant nos recherches sur ce sujet, on trouvera bientôt un grand nombre de preuves nouvelles qui se joindront à celles qu'il nous a été donné de réunir jusqu'ici.

exposé que le droit à recevoir accidentellement une certaine quantité de sang du canal artériel. D'après ce que nous avons admis à l'égard des qualités plastiques de ce sang, on serait porté à croire que cette circonstance doit y faire prédominer la force musculaire. Cependant cette conséquence est loin d'être établie, et rien ne prouve que le sang du canal artériel, tout en favorisant le développement des tissus, soit de nature à donner aux muscles une grande force contractile. L'hypothèse contraire semblerait même plus en rapport avec le peu d'énergie et de force qu'on signale chez les individus atteints de différentes formes de cyanose.

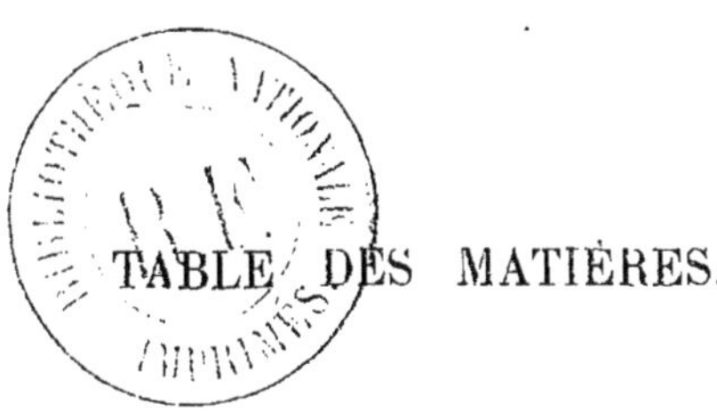

TABLE DES MATIÈRES.

A. PARENT, imprimeur de la Faculté de Médecine, rue Mr-le-Prince, 31.

Pl. I.

Tronc-brachio-céphalique
Aorte
Carotide primitive gauche.
Sous-clavière gauche.
Canal artériel.
Aorte thoracique.

Pl. II.

Tronc brachio-céphalique
Crosse de l'aorte
Canal artériel.
Carotide primitive gauche.
Sous-clavière gauche.
Aorte.

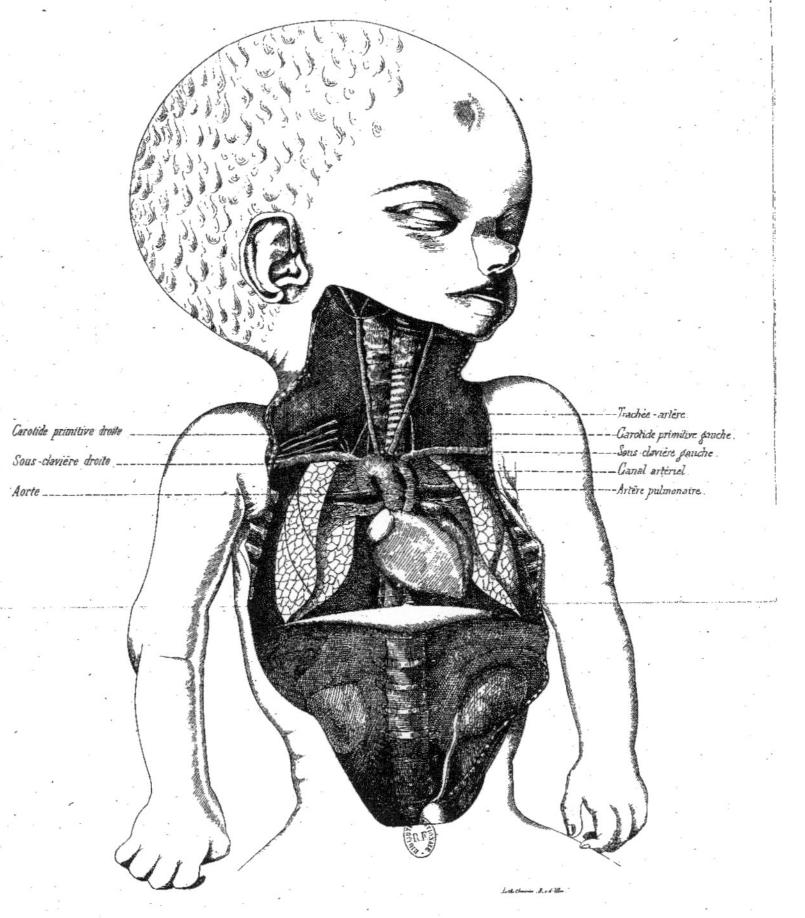
Carotide primitive droite
Sous-clavière droite
Aorte
Trachée-artère.
Carotide primitive gauche.
Sous-clavière gauche.
Canal artériel.
Artère pulmonaire.